PROJET DE CRÉATION

D'UNE

FERME NOURRICE

POUR

UN CERTAIN NOMBRE D'ENFANTS

PROJET DE CRÉATION

D'UNE

FERME NOURRICE

POUR

UN CERTAIN NOMBRE D'ENFANTS

PAR MM.

P. CHALVET ET A. PROUST

PROFESSEURS AGRÉGÉS A LA FACULTÉ DE MÉDECINE DE PARIS

PARIS

IMPRIMERIE DE E. MARTINET

RUE MIGNON, 2

1870

PROJET DE CRÉATION

D'UNE

FERME NOURRICE

POUR

UN CERTAIN NOMBRE D'ENFANTS

La mortalité énorme des enfants nouveau-nés envoyés en province tient à des causes multiples, parmi lesquelles l'insuffisance *réelle* du nombre des bonnes nourrices occupe la première place. Les nouveau-nés sont remis à des femmes qui souvent ont déjà leur propre enfant à allaiter ; quelques-unes même de ces mères, pour se livrer à une spéculation plus fructueuse, reçoivent plusieurs nourrissons. Notons toutefois que ces observations sont beaucoup moins applicables aux enfants envoyés en nourrice par les soins de l'administration municipale. Cependant, malgré l'institution d'une surveillance spéciale, les inconvénients que nous venons de signaler existent encore, quoique à un moindre degré.

Dans ces conditions, les enfants sont souvent exposés aux dangers de l'alimentation prématurée. Quelques-uns sont élevés au *petit pot;* d'autres reçoivent dès les premiers jours des aliments grossiers qui ne conviennent pas à leurs aptitudes digestives. De pareils procédés sont contraires aux prescriptions de la nature et aux notions de l'hygiène la plus élémentaire.

On a cru pouvoir remédier à cette mortalité effrayante par une réglementation sévère ; on a multiplié les surveillants, les inspecteurs, et, dans ces derniers temps, on a proposé de renchérir encore sur les précautions qu'on avait prises jusqu'ici. Cette manière d'envisager la question, dont on pourrait trouver déjà des traces à l'époque du roi Jean, nous paraît entretenir une illusion et consacrer une erreur qui a d'ailleurs été signalée dans la récente discussion de l'Académie de médecine. « Vous aurez beau réglementer la famine et la misère, a dit M. Fauvel, vous ne produirez jamais ni l'abondance ni la richesse. »

Sans doute, il est important que chaque médecin emploie l'influence légitime qu'il exerce sur la femme qui se confie à ses soins pour l'engager à nourrir ; sans doute, il est utile que des sociétés protectrices soient créées et encouragées pour récompenser les bonnes nourrices et perfectionner les autres ; sans doute, il est nécessaire qu'une surveillance administrative et médicale soit exercée sur les nourrices ; mais tout cela est insuffisant, et la recherche doit aller plus loin. Il est, en effet, démontré aujourd'hui, que le nombre des bonnes nourrices n'est pas en rapport avec celui des nourrissons ; or, comme on ne peut multiplier à volonté le nombre des nourrices, il est par conséquent nécessaire de chercher une ressource dans l'alimentation artificielle, mais en lui donnant des règles qui en assurent le succès.

Nous sommes persuadés que pratiquée d'une façon différente de celle qui est généralement suivie, elle donnerait des résultats beaucoup plus favorables ; du reste, nous n'émettons pas ici d'idées *à priori*, et notre opinion est fondée sur l'expérience. L'un de nous surtout, qui exerce dans un quartier dont la population est ouvrière, a pu, dans un certain nombre de cas, observer les effets heureux de cet allaitement artificiel, lorsqu'il le prescrivait chez des enfants qui avaient déjà beaucoup souffert d'un allaitement mercenaire mal fait. Ces petits êtres, qui au retour de chez la nourrice étaient grêles, chétifs, avaient le ventre tuméfié, etc., reprenaient au bout de peu de temps les apparences de la santé et s'élevaient parfaitement bien.

Notre intention n'est pas de substituer l'alimentation artificielle à l'allaitement maternel. Cette idée serait insensée et déraisonnable. Non, il faut favoriser l'allaitement maternel et réserver l'allaitement artificiel pour les cas où la nourrice vient à faire défaut.

Mais dans les conditions ordinaires, cette alimentation artificielle du nouveau-né ne réussit presque jamais, parce qu'elle se fait d'une façon déplorable, à cause de la routine et de préjugés invincibles ; de là le discrédit absolu dans lequel est tombé l'allaitement au biberon. C'est pourquoi nous voudrions le voir établir sur des bases scientifiques, le réduire à quelques propositions extrêmement simples, d'une vulgarisation aisée ; de cette manière, chaque femme, n'ayant à retenir qu'un petit nombre de règles très-faciles à suivre, pourrait le mettre à exécution dans le ménage le plus modeste ; mais pour que ces prescriptions aient la clarté de l'évidence et entraînent immédiatement la conviction, il serait important d'instituer de nouvelles expériences sur une assez large échelle, sous la surveillance d'autorités compétentes, et de les soumettre à un contrôle élevé. La conduite que l'on conseillerait aux mères de famille ne serait que le résultat d'expériences ainsi faites ; aucun reproche de vues systématiques et d'idées théoriques ne pourrait nous être adressé ; ce serait, au contraire, la méthode expérimentale dans tout ce qu'elle offre de plus exact et de plus rigoureux.

Pour arriver à ce but et perfectionner encore le système par de nouvelles recherches, nous conseillerions la création aux environs de Paris d'un établissement pouvant recevoir quarante-cinq enfants pris exclusivement parmi les enfants abandonnés, et qui, privés de mère, ne seraient évidemment pas soustraits à l'allaitement maternel. Ces enfants seraient placés dans cinq salles séparées. Une femme serait affectée au service de trois enfants ; il y aurait donc trois femmes dans chaque salle de neuf enfants. Dans une partie assez éloignée de ces dortoirs, on établirait une infirmerie destinée aux enfants devenus malades et pour le cas où quelque épidémie, ce qui du reste est fort rare à cet âge, viendrait à éclater au milieu de cette jeune colonie. Les enfants seraient allaités six fois par jour avec un biberon spécial (le biberon anglais modifié) (1).

L'allaitement se ferait pour chaque enfant avec le lait de la même vache (une vache est suffisante pour chaque série de neuf enfants); donc, cinq vaches sont nécessaires pour l'établissement.

Il faut que le lait soit *vivant*, qu'il renferme tous les principes qui le constituent dans leur état d'intégrité. Son albumine ne doit pas être modifiée par la cuisson. Il est nécessaire que le lait soit toujours à une même température (35 degrés environ). On arriverait à ce résultat au moyen d'un appareil qui fonctionnerait régulièrement, malgré les négligences des gens de service, négligences qu'on ne peut pas toujours éviter.

Le lait doit être donné en quantité variable et plus ou

(1) Le biberon que nous avons adopté se compose : 1° d'une carafe; 2° d'un bouchon de liége garni de buis; 3° d'un système de tubes de verre et de caoutchouc. L'avantage de ce biberon consiste en ce que la tétine étant en caoutchouc vulcanisé, ne peut fermenter; elle est donc imputrescible. En outre, ce biberon, d'une extrême commodité, fournit un long usage et peut être facilement tenu dans un état parfait de propreté.

moins coupé suivant l'âge de l'enfant. Ainsi, au début, le quart du biberon sera suffisant, et le lait devra être coupé avec parties égales, et même les deux tiers d'eau sucrée. Plus tard, on arrivera au tiers, à la moitié du biberon, et, suivant les indications, le lait sera donné de moins en moins coupé. A une période plus avancée, mais pas avant l'éruption des huit premières dents, l'alimentation sera variée et complétée suivant l'aptitude digestive de l'enfant.

Mais il est une condition importante sur laquelle nous tenons à insister. L'allaitement maternel, pendant les huit ou dix premiers jours, est, selon nous, un adjuvant fort utile. Quand la mère s'y refuse absolument, l'enfant doit être envoyé de suite à l'établissement. Le lait de l'hôpital ne présente pas toujours les qualités nécessaires pour cette première alimentation, et il arrive souvent que les mères donnent d'une façon trop précoce des aliments qui ne conviennent pas au jeune estomac auquel ils sont destinés : on compromet souvent ainsi, dès les premières heures, le succès de l'élevage ultérieur. Le vulgaire, en effet, partage à cet égard bien des préjugés. On croit généralement qu'un lait très-concentré est indispensable pour la première alimentation : c'est une erreur. Le lait que donne la femme quand elle vient d'accoucher est une émulsion naturelle, pauvre en principes azotés et riche en matières sucrées. Voilà pourquoi nous avons déjà établi qu'au début le lait doit être coupé, et coupé avec de l'eau sucrée. On croit également à tort

qu'on rend le lait plus *nourrissant* en l'altérant par des dé-
coctions féculentes, telles que le gruau, l'eau panée, etc.
Puis on donne le lait au *petit-pot*, oubliant que le nourrisson
doit *teter* et non *boire ;* par ce moyen, l'enfant boit trop vite,
avale de travers, et le lait ne subit pas l'action utile des
sécrétions buccales. Dans les cas même où le biberon est
employé, on se sert de mauvais instruments. En général,
la tétine de ces biberons s'altère, et son moindre défaut est
de favoriser la fermentation du lait. Mais n'est-ce pas trop
insister sur tous ces inconvénients? Disons quelques mots
de la façon dont notre établissement doit être recruté.

Les enfants seront choisis dans les hôpitaux ou pris chez
les sages-femmes, lorsque les mères déclareront vouloir les
abandonner. Ils devront être soumis, ainsi que la mère, à
un examen médical qui devra porter sur leur constitution
et les divers états morbides qu'ils pourraient présenter. On
conçoit, en effet, qu'il faut bien se garder de conduire à
l'établissement des sujets affectés de maladies contagieuses et
transmissibles.

Au moment du départ, le médecin qui aura désigné l'enfant délivrera un bulletin qui relatera les conditions physi-
ques de cet enfant, son poids, etc. Le transport devra se faire
par une personne et dans une voiture attachées à l'établissement. On devra surtout prendre des précautions contre le
refroidissement, à cet âge où il peut présenter tant de
dangers.

Pour ce qui a trait à l'organisation de la maison, nous n'avons plus que quelques observations à présenter. Une directrice générale devra donner des ordres aux filles de salle ; elle organisera le service ; il est nécessaire qu'elle soit intelligente, active, qu'elle ait l'esprit ouvert et qu'elle soit douée d'une certaine initiative ; elle sera d'ailleurs conseillée par deux médecins, qui viendront alternativement faire des visites presque journalières, et qui donneront des soins aux enfants s'ils devenaient malades.

Tous les dix ou quinze jours, un médecin inspecteur ou une commission visitera l'établissement, et, en leur présence, les enfants seront pesés. Le poids et les circonstances particulières seront portés sur la feuille d'observation.

Il est encore certaines circonstances accessoires sur lesquelles nous croyons devoir insister.

Dès leur arrivée, les enfants seront vaccinés. Puis, chaque jour, ils seront promenés à bras dans la salle, et, si le temps le permet, dans une petite voiture au milieu d'un assez grand jardin qui doit entourer l'établissement.

L'identité sera établie au moyen de colliers ou de bracelets marqués d'initiales et de numéros qui seront répétés sur les layettes. Enfin, les précautions devront aussi porter sur les vaches laitières. Elles doivent être convenablement nourries, suffisamment promenées, placées, en un mot, dans les meilleures conditions d'hygiène, afin de donner au lait toutes ses qualités.

Cette expérience, bien conduite pendant quinze mois environ, donnera des résultats qui permettront de formuler les règles générales dont nous parlions au début. Ces règles seront vulgarisées. L'idée de cette *ferme nourrice* pourra recevoir dans la suite un plus grand développement et ne sera plus alors appliquée seulement aux enfants abandonnés.

Cette généralisation aura à divers points de vue les conséquences les plus heureuses. Ces *fermes nourrices* serviront pour ainsi dire d'écoles; en outre, elles provoqueront la concurrence et par conséquent exciteront l'émulation des nourrices et pourront les améliorer.

Enfin, s'il se formait aux environs de Paris un certain nombre de ces établissements, il y aurait dans ces créations une influence dont on ne saurait contester l'utilité morale. Les parents pourraient, en effet, aux jours de repos, visiter leurs enfants. Ces rapprochements hebdomadaires resserreraient les liens de la famille. De plus, garantie que ne donne pas toujours l'industrie nourricière, toute substitution deviendrait impossible. Cette organisation ne serait-elle pas un puissant moyen de raviver l'amour de la famille? Ce sentiment n'est-il pas menacé par l'abandon du nouveau-né au fond d'une province dont l'éloignement porte pour ainsi dire les parents à ne pas s'en occuper, et les expose à ne recevoir des nouvelles de leur enfant que lorsqu'il est malade, ou quand enfin arrive le bulletin de décès?

Un mot encore avant de terminer. On ne manquera certes

pas de reproduire contre notre projet tous les arguments qui
ont été donnés contre l'alimentation artificielle du nouveau-
né. Ces objections nous touchent peu et leur réfutation est
facile. Elles sont au nombre de trois, passons-les successive-
ment en revue :

1° L'alimentation artificielle donne une mortalité énorme,
dira-t-on ; sans doute, si on la compare à celle qui est
observée dans les cas d'allaitement par la mère ; mais elle
est moindre que celle qui a été notée chez les enfants soumis à l'allaitement mercenaire, qui n'est, selon nous, qu'une
mauvaise alimentation artificielle déguisée. La statistique de
Denis Dumont montre que, dans le cas d'alimentation artifi -
cielle, la mortalité est de 30 pour 100 pour le département
du Calvados ; or, nous savons qu'elle est de 50 pour 100 au
minimum dans l'allaitement mercenaire. (Nous ne parlons
pas ici des placements faits par le bureau municipal.)

2° Nous avons cité les chiffres les plus favorables à l'allaitement mercenaire ; cependant, peut-être contestera-t-on,
malgré cela, la statistique que nous venons de donner, et dira-
t-on que la mortalité, dans le cas d'allaitement artificiel, est
plus considérable que nous ne l'avons dit. Nous voulons bien
l'admettre encore ; mais, nous le répétons, cette mortalité a
pour cause la façon déplorable dont est conduit cet allaitement. C'est précisément un des effets du préjugé et de
la routine.

3° Le dernier argument qu'on nous opposera sera peut-être celui-ci; on nous dira : « Vous allez faire l'expérience en grand ; elle réussira, parce que les conditions sont exceptionnellement bonnes; mais en sera-t-il de même, et à quoi servira cette expérience coûteuse, lorsqu'il faudra pratiquer cet allaitement dans un ménage pauvre ? » D'abord, il nous serait facile de démontrer que, dans ce dernier cas, l'allaitement artificiel est d'un prix de revient inférieur à celui d'une nourrice ordinaire. En outre, nous avons montré que les conditions indispensables n'offraient pour leur exécution aucune difficulté réelle; que, d'après nos observations, un lait d'une qualité exceptionnelle n'était point nécessaire. Nous avons ajouté que ce qui était mauvais, c'était le mélange et l'adultération ; qu'il suffisait d'établir des règles extrêmement simples, très-faciles à suivre ; mais que nos prescriptions, pour être fructueusement vulgarisées et universellement acceptées, devaient être fondées sur l'expérience, sur des observations indiscutables, et entourées de garanties qui défieraient toute contradiction. — Tel est le but du projet que nous venons d'exposer.

www.ingramcontent.com/pod-product-compliance
Lightning Source LLC
LaVergne TN
LVHW012232170726
843503LV00010B/4375